机灵的眼睛

文/（韩）许恩美　图/（韩）曹恩受　译/战敏

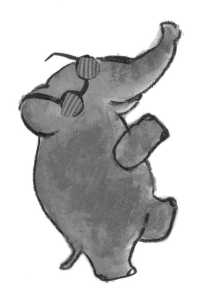

U0350700

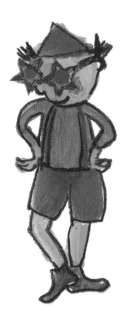

湖南少年儿童出版社
HUNAN JUVENILE & CHILDREN'S PUBLISHING HOUSE

能看到吗？看到了！

好黑啊，滚滚，黑洞洞的，我完全看不见呢。

我们如果想看到事物，首先要在有光的环境下，否则什么都看不到。

我说，背带裤，我们还是先开灯吧，开了灯才看得见呢。

光的存在是我们能够看见事物、观察世界的关键。

我们能够看见事物，是因为物体本身发光或者进行了光的反射。

因为有光，世界更加丰富多彩、变幻莫测。

我们在黑暗中看不到任何东西，这正是由于没有光的缘故。

由于光线的不同，我们对于事物的观察也会发生变化，

有时候异常清晰，有时候又模糊不清。

在很久之前，就有一位画家发现了这个问题，

并围绕光的变化进行了创作。

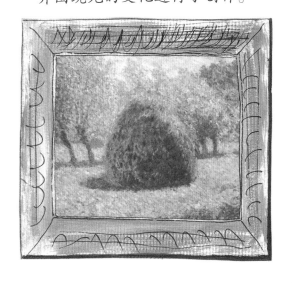
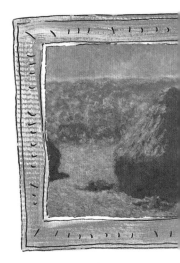

这三幅画是怎么回事？这难道不是完全一样的三幅画吗？

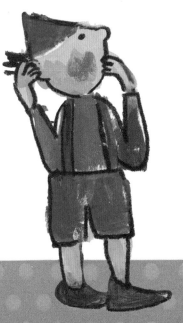

这位画家就是印象派大师莫奈。

大自然的光线强弱在时时刻刻发生着变化，千变万化的光线造就了多姿多彩的世界。莫奈特别观察了光线变化对事物色彩造成的影响，并据此创作了《干草堆》系列①。

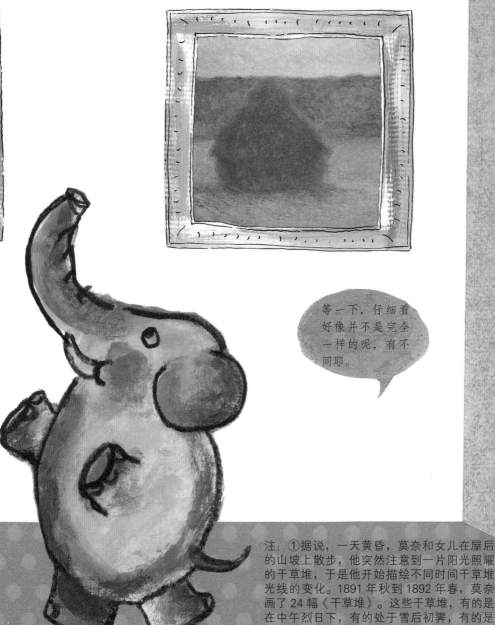

注：①据说，一天黄昏，莫奈和女儿在屋后的山坡上散步，他突然注意到一片阳光照耀的干草堆，于是他开始描绘不同时间干草堆光线的变化。1891年秋到1892年春，莫奈画了24幅《干草堆》。这些干草堆，有的是在中午烈日下，有的处于雪后初霁，有的是在清晨薄雾中，有的是在黄昏薄暮时。

虽然说，光的存在是我们看见事物的关键，
但并不是说，有了光我们就可以看见一切了。

你把眼睛遮住了
吗？确定真的什么
都看不见了吗？不
许骗人噢。

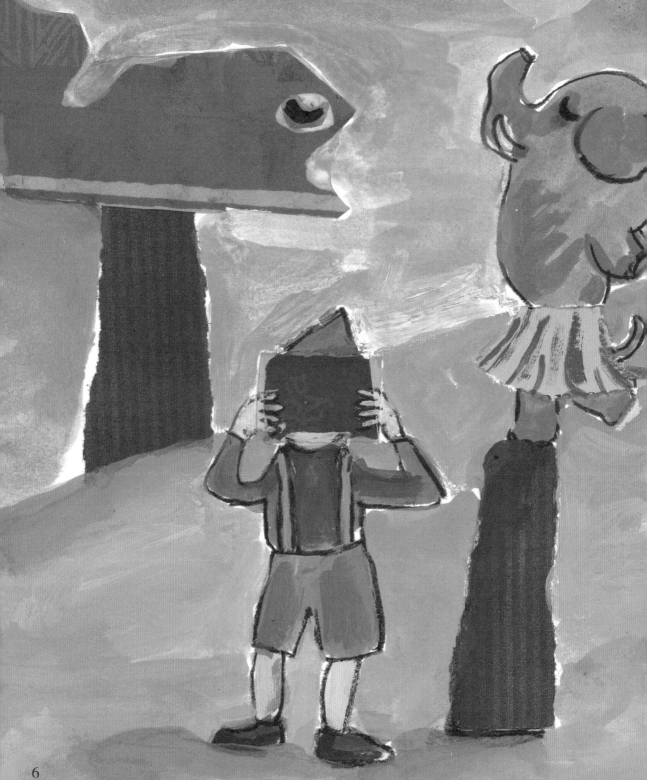

6

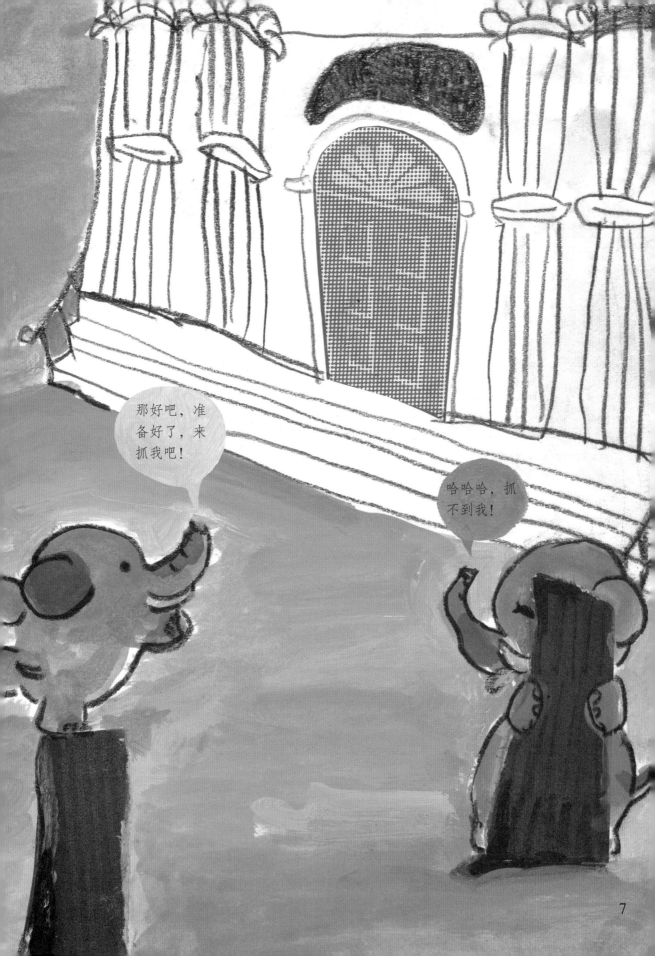

现在让我们来照照镜子，看看自己的虹膜是什么颜色。
就像每个人的头发颜色不完全一样，每个人的虹膜颜色也各不相同。
虹膜的颜色跟虹膜中所含的黑色素的多少有关。
黑色素越多，虹膜颜色越深；黑色素越少，虹膜颜色越浅。

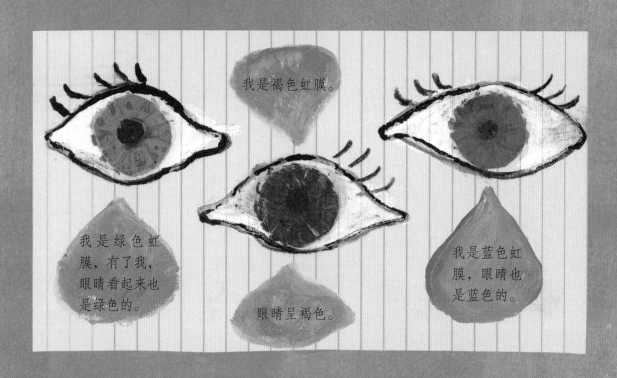

我是褐色虹膜。

我是绿色虹膜，有了我，眼睛看起来也是绿色的。

眼睛呈褐色。

我是蓝色虹膜，眼睛也是蓝色的。

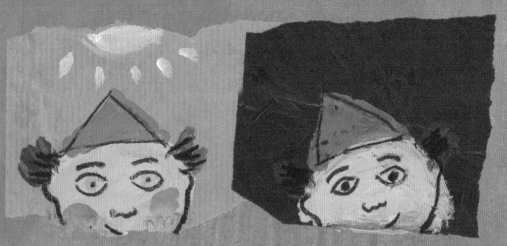

在明亮的地方，为了避免强光刺激，瞳孔会自动缩小。

在阴暗的地方，为了更多地接收到光，瞳孔会自动变大。

在虹膜中央，有一个小小的黑点，你看到了吗？

这就是瞳孔。瞳孔贯穿到眼睛内部，犹如相机当中可调整大小的光圈。

在瞳孔外部，有一层角膜保护着它。

光线通过瞳孔，进入眼睛。

虹膜通过控制瞳孔的大小，来调节对光的接收。

瞳孔变大，接收的光就多；瞳孔变小，接收的光就少。

虹膜   瞳孔

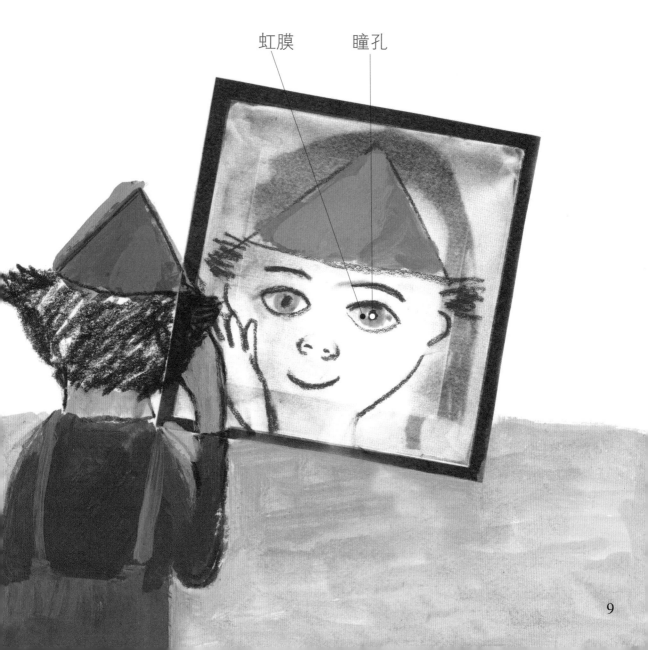

现在，让我们闭上眼睛，
轻轻抚摸一下眼皮上方的部位。
有没有感觉到圆圆的眼球呢？
眼球，顾名思义，像一只圆圆的小球。
眼睛内侧有一层薄膜，被称为视网膜。
正是通过视网膜对光的捕捉和转化，
我们才能看到各种事物。

虹膜

瞳孔

晶状体
有聚光、聚焦功能。

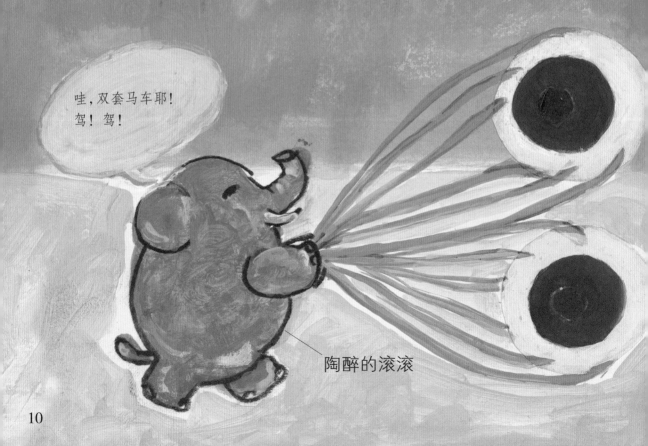

哇，双套马车耶！
驾！驾！

陶醉的滚滚

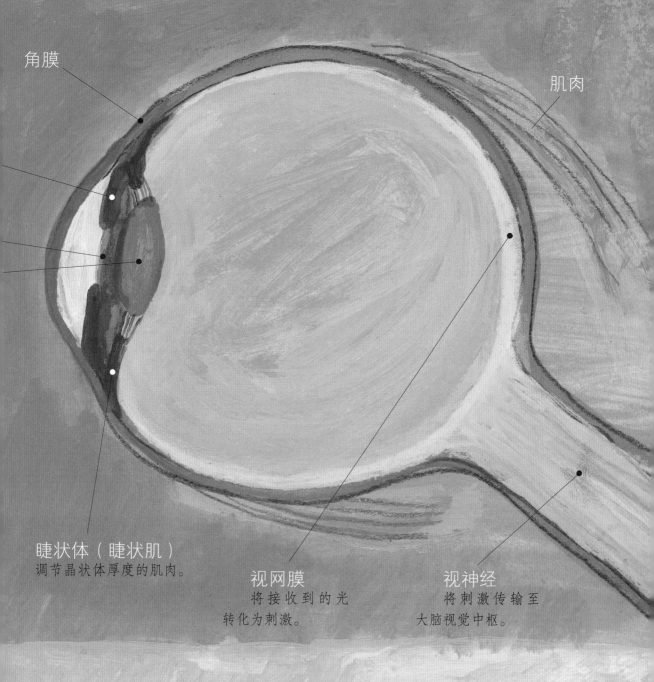

角膜

肌肉

睫状体（睫状肌）
调节晶状体厚度的肌肉。

视网膜
将接收到的光
转化为刺激。

视神经
将刺激传输至
大脑视觉中枢。

眼球上有 6 束像脉络一样的肌肉。
正是因为有这 6 束肌肉的存在，
我们的眼球才不会从眼眶中掉出来，
而且能够向各个方向活动。

那么，只要有光和眼睛，就看得见东西了，是这样吗？

事实并非如此。如果没有大脑，即便有了光和眼睛，所看到的事物信息不能得到有效传递和正确反应，那么我们还是无法得到事物信息。

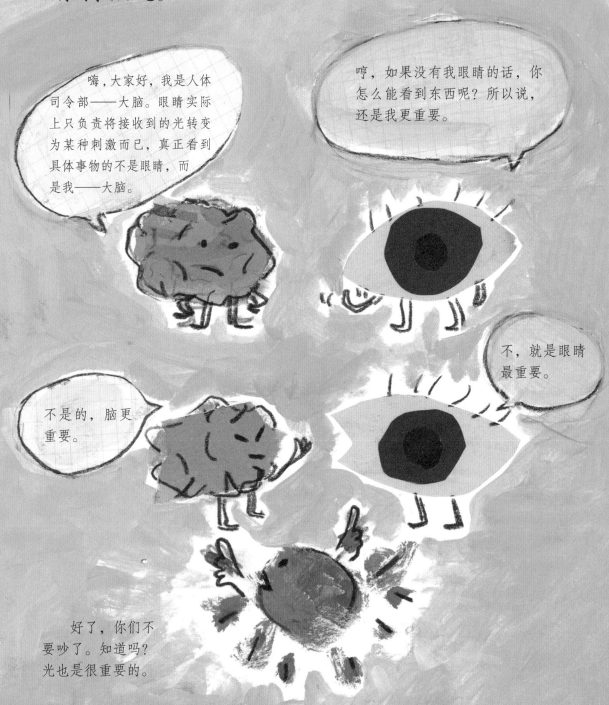

实际上，我们要想看到某项事物，需要光、脑和眼睛的协同配合。
比如说，背带裤看见滚滚的话，首先需要滚滚身上反射的光进入瞳孔。
光线透过角膜到达晶状体。
晶状体将光线聚集到一起，投射到视网膜处。
在视网膜上投射出的小象滚滚，是倒立缩小的。
散布在视网膜上的感光细胞将光转化为刺激。
这种刺激通过神经传输到了大脑。
大脑会接收到这一刺激，并迅速捕捉到倒立缩小的滚滚形象，
然后根据这一形象，进行信息数据的分析，
做出判断："没错，这就是那头小萌象。"

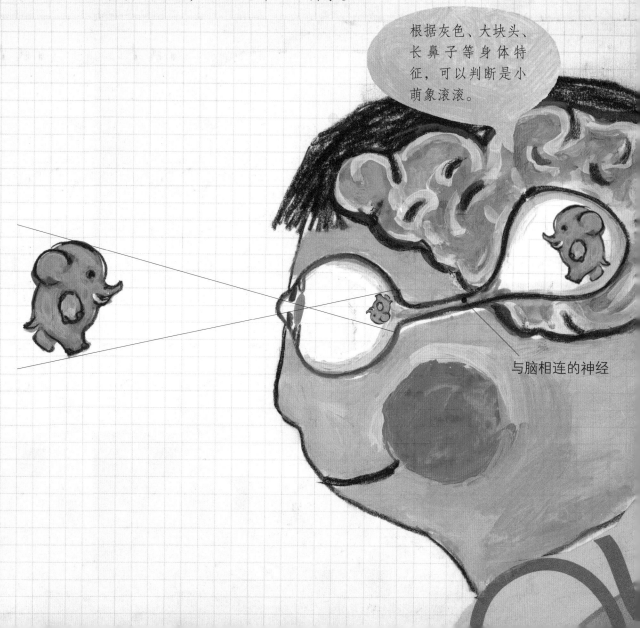

根据灰色、大块头、长鼻子等身体特征，可以判断是小萌象滚滚。

与脑相连的神经

会说话的眼睛

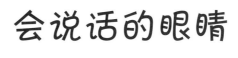

眼睛的不同状态，会产生不同的表情效果。为下面的图画出不同的眼睛，就会制造出不同的表情：惊讶的、开心的、微笑的，等等。

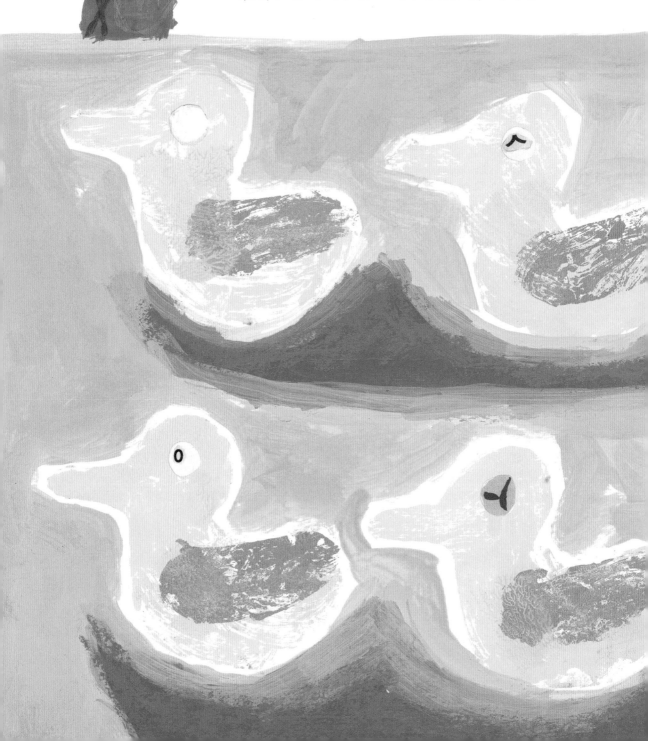

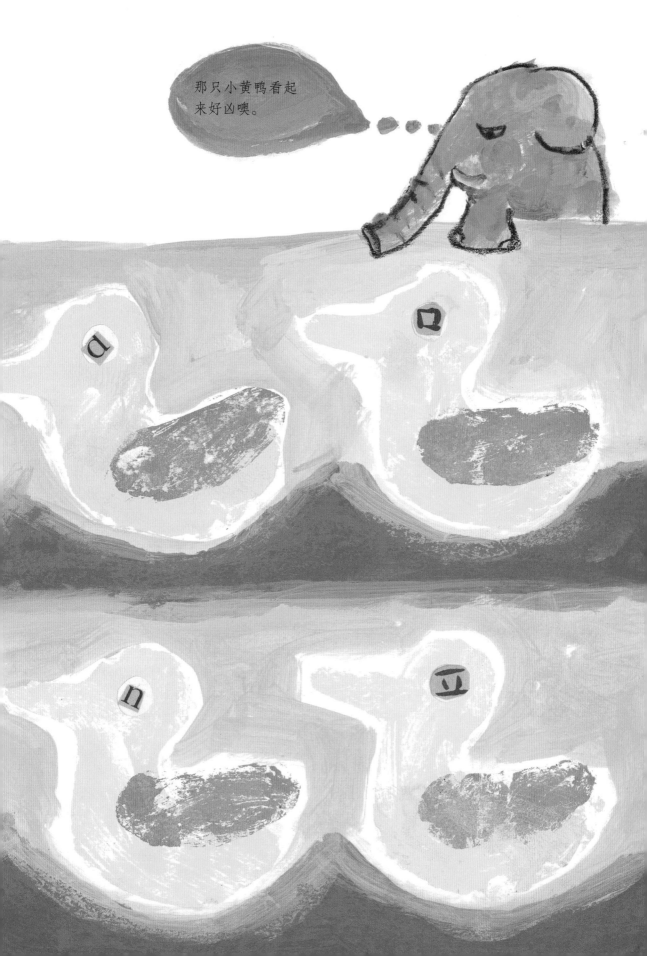

有没有听说过"眼睛是不会说谎的"这样一句话？
瞳孔不仅会因光的不同而增大或缩小，
还会受感情、情绪等心理因素的影响。
当看到喜欢的东西，瞳孔就会放大；
看到讨厌的东西，瞳孔就会缩小。
因此，有些商人喜欢观察客人的表情，
如果瞳孔变大了，说明商品很合客人的心意，
他们就可以趁机抬高价格。

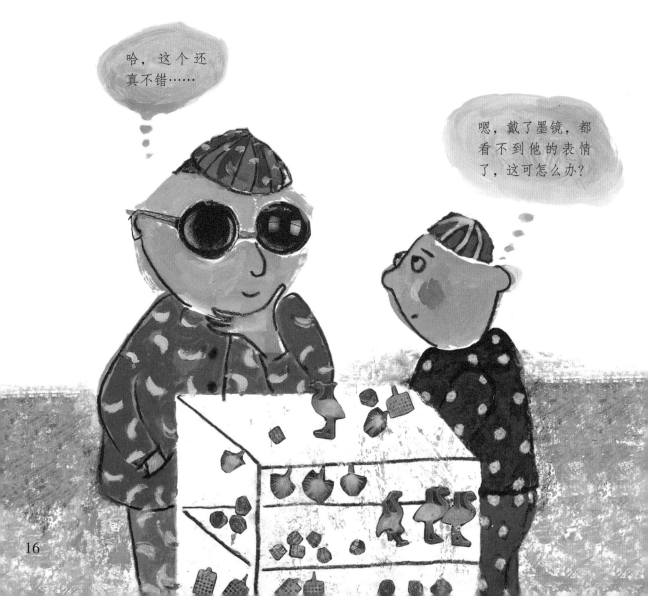

嘘！请安静！

那我想说话，怎么办呢？

可以用眼睛来表达嘛。

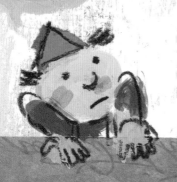

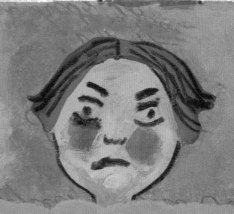

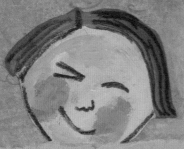

像这样，把一只眼睛眯起来的话，可以表达"这是我们两个之间的秘密，要保密噢"。

如果像这样，眉毛上挑，双眼圆睁，表达的意思就是："你怎么老是这样呢？"

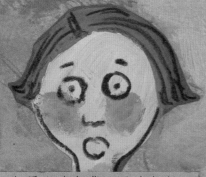

如果眼睛和嘴巴同时张大，可以表达惊奇或者赞叹的意思。比如："哇，好厉害！"

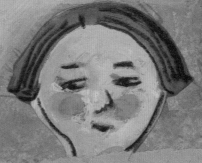

如果不抬起眼皮，而是看向别处或下方，往往是这样的潜台词："你说的是真的吗？我能相信你吗？"

我们在悲伤的时候会哭，在感到疼痛的时候会哭，
甚至在高兴的时候也会喜极而泣。
在冷的时候会冻哭，在气愤的时候会气哭，在感动的时候也会哭。
其实，人不止在这些时候哭泣。确切地说，每时每刻，我们都在流泪，
只是流的泪较少，自己没有觉察到而已。

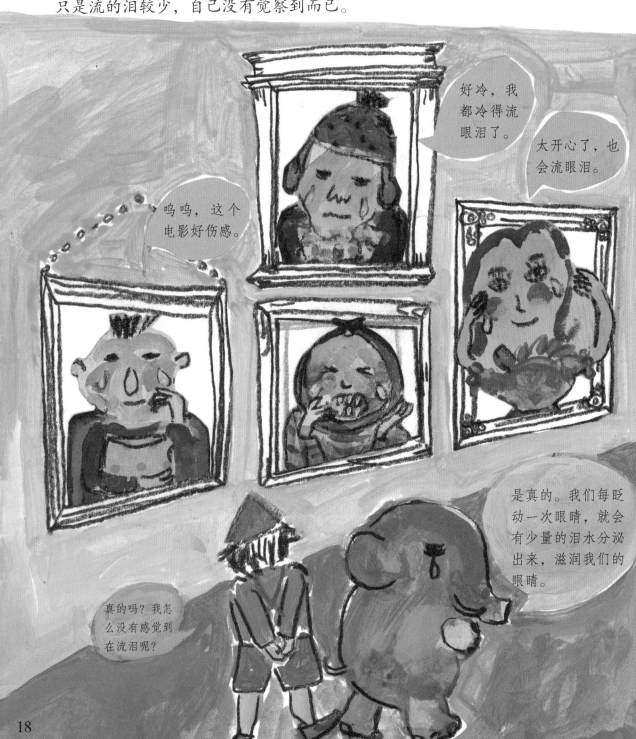

对眼睛进行清洗之后，分泌出的剩余泪水经过泪管，汇集到泪囊中，汇集到一定程度，就会流到鼻泪管中。正是因为这一点，我们在流泪的时候，通常鼻子也会翕动个不停。

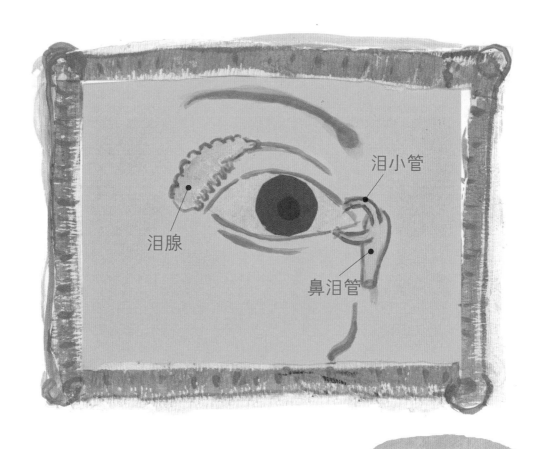

泪腺

泪小管

鼻泪管

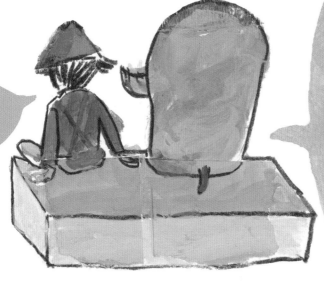

为什么会流眼泪呢？

流泪可以帮助清洗我们眼中的杂质，保持眼睛湿润，从而确保眼睛不受感染，保护眼睛健康。万一眼泪分泌受阻，不能正常流泪，我们的眼睛就难以自由眨动，同时也会影响眼球的正常活动。到那个时候如果妈妈生气，你就不能及时捕捉到她表情的变化啦。

知道多少，看到多少

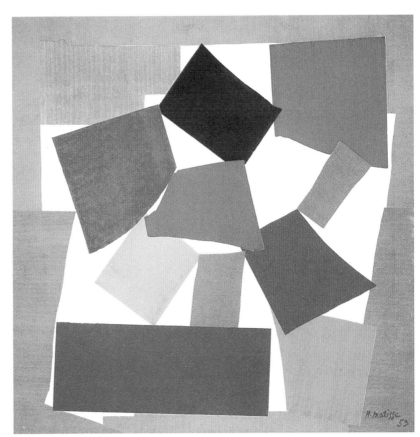

题目：蜗牛

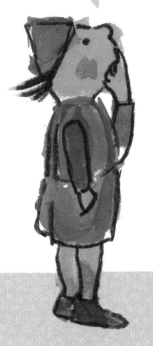

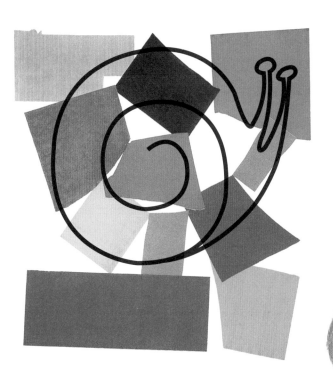

这样用线连起
来看看。

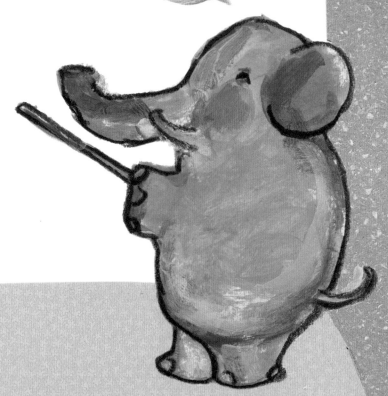

大家都在很认真地欣赏画作吗？
让我们仔细看看他们在想什么……

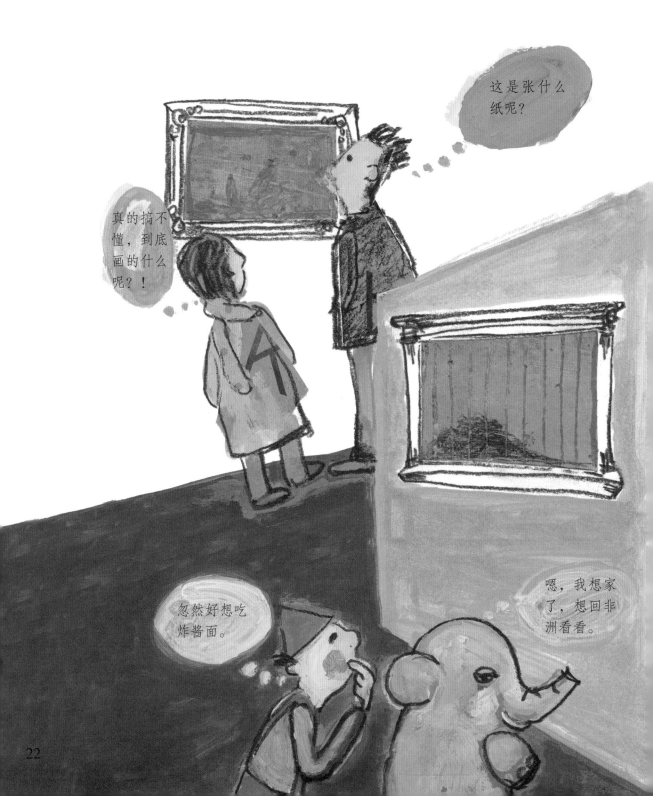

如果你看到这样的两个圆形图案，你会想到什么？
肚子饿的人会想起面包，喜欢车的人会想到车轮。
也就是说，即便看到的是相同的东西，
不同的人联想起来的事物也会不同。
这是为什么呢？
这是因为我们每个人的思考方式不同，
期待看见的事物以及对事物的看法也各不相同。
所以才会有"情人眼里出西施"这样的话。

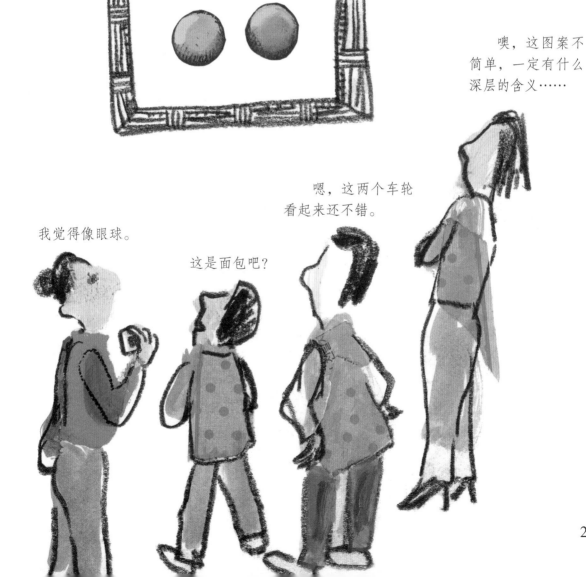

噢，这图案不简单，一定有什么深层的含义……

嗯，这两个车轮看起来还不错。

我觉得像眼球。

这是面包吧？

我们经常在各种事物上发现与自己的面孔相似的样子，
或者由某些事物的外观联想到自己。
下面这些照片会让你联想到什么呢？

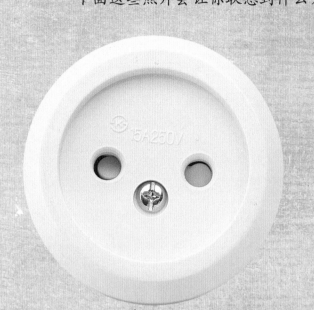

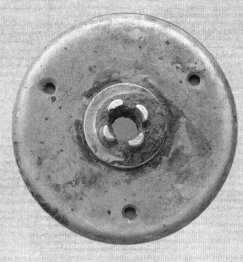

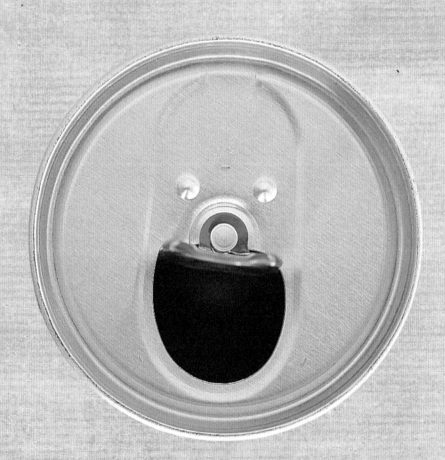

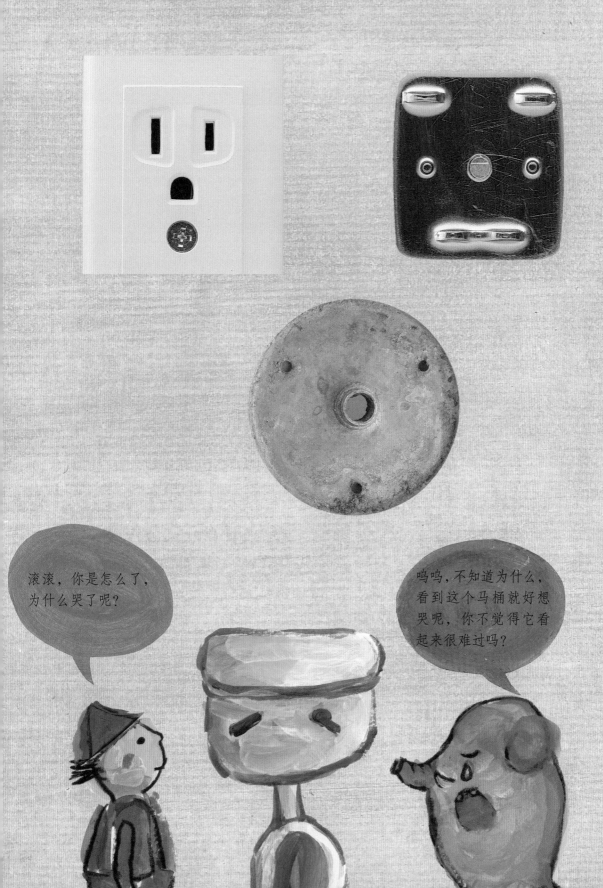

眼睛可靠吗？

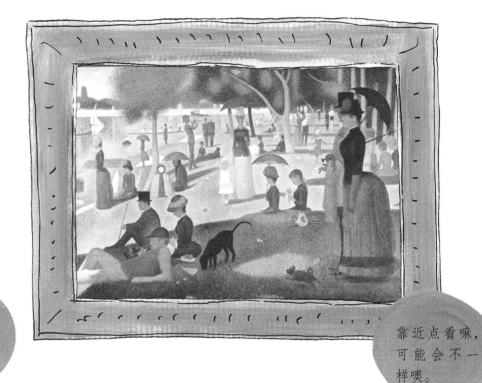

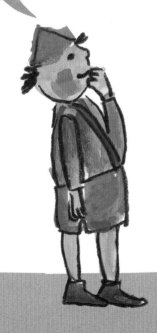

哇，这幅画真不错，你看太阳光好像宝石一样在闪烁呢！

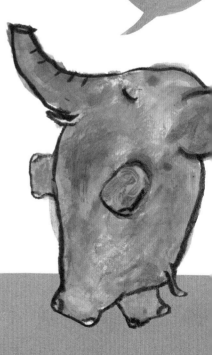

靠近点看嘛，可能会不一样噢。

注：②油画棒的基本画法之一，用油画棒的一端
在纸上轻击以形成彩色圆点。

在油画绘画中，有时为了创造更为逼真的光影效果，会采用点彩的手法，在画纸上点出彩色圆点，而不是用调好色的颜料来涂出色彩。

比如，如果要画太阳光照射下斑驳的树叶，画家会在画纸上点出黄色和绿色的小圆点，而不是直接用草绿色上色。

这样无数个圆点相互交织在一起，

呈现给人们的也是一种草绿色的感觉。

这在美术中被称为"错视现象"。

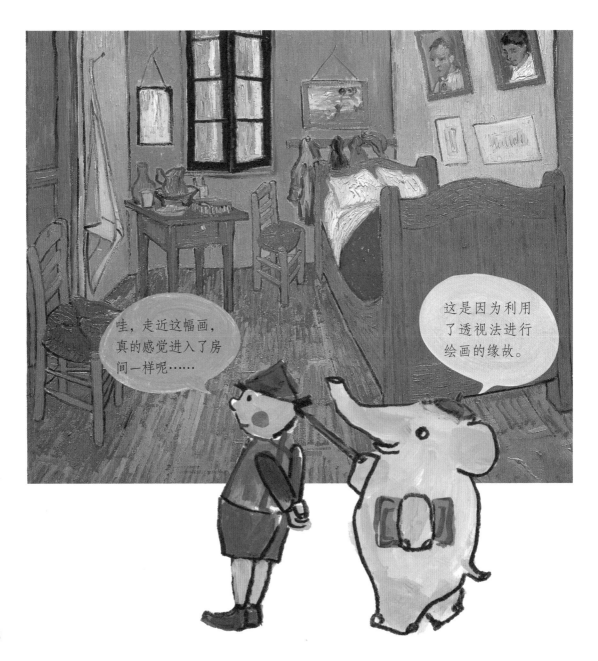

28

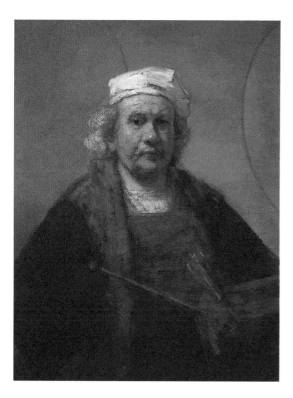

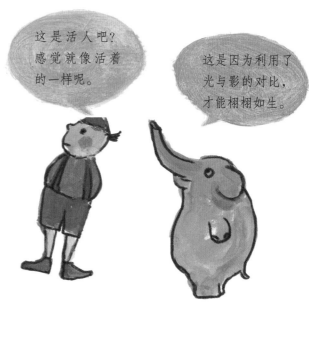

这是活人吧？感觉就像活着的一样呢。

这是因为利用了光与影的对比，才能栩栩如生。

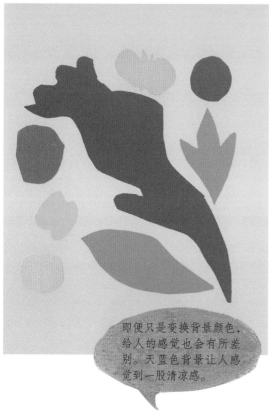

即便只是变换背景颜色，给人的感觉也会有所差别。天蓝色背景让人感觉到一股清凉感。

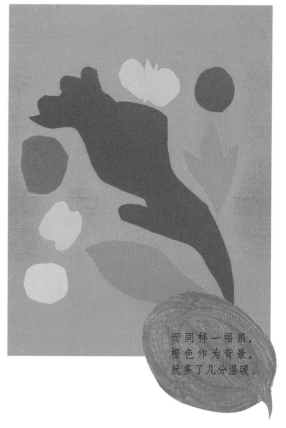

而同样一幅画，橙色作为背景，就多了几分温暖。

可以相信我们的眼睛吗？

偶尔，我们的大脑也会传递给我们错误的信息呢。

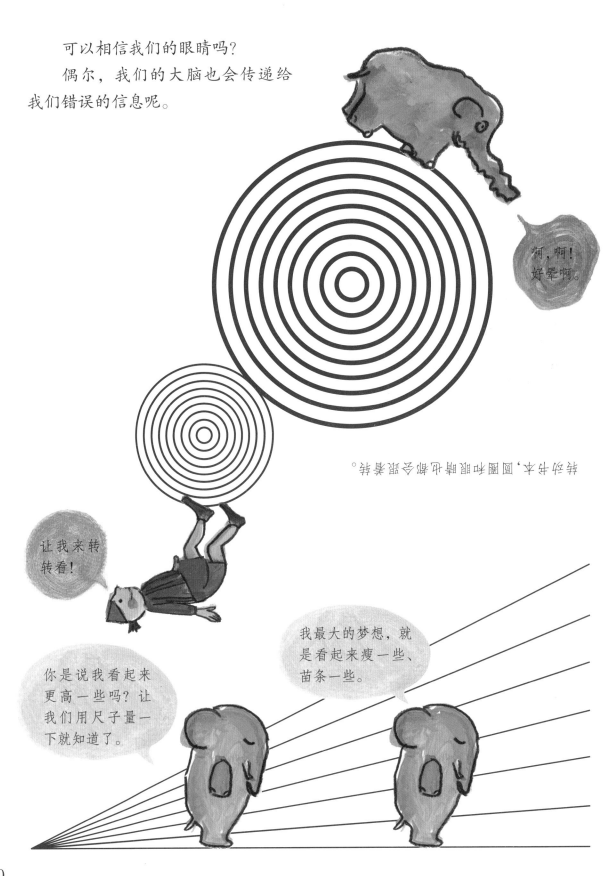

啊，啊！好晕啊。

转转看，图圈似乎也跟着转起来了。

让我来转转看！

你是说我看起来更高一些吗？让我们用尺子量一下就知道了。

我最大的梦想，就是看起来瘦一些、苗条一些。

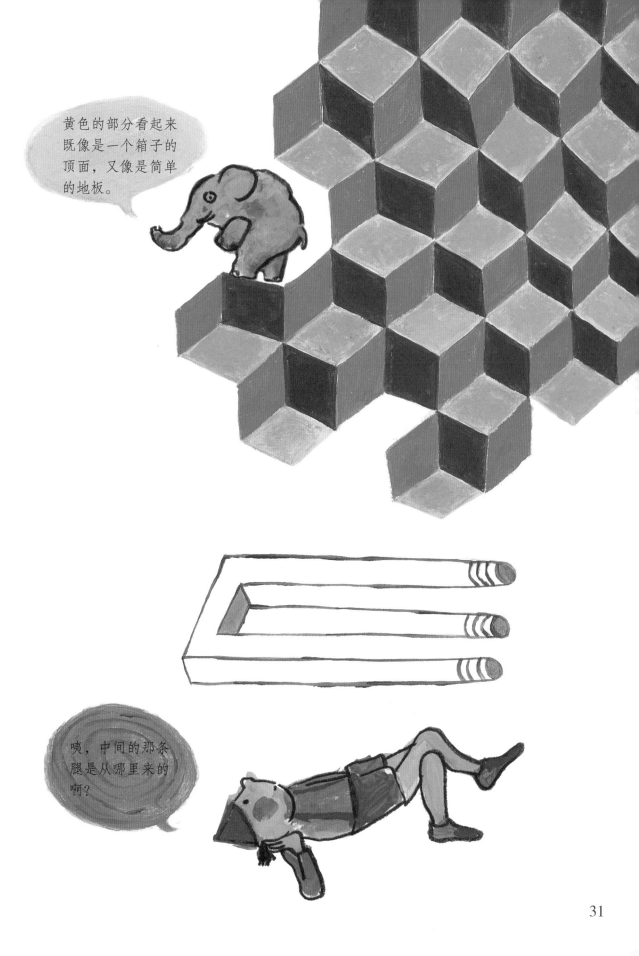

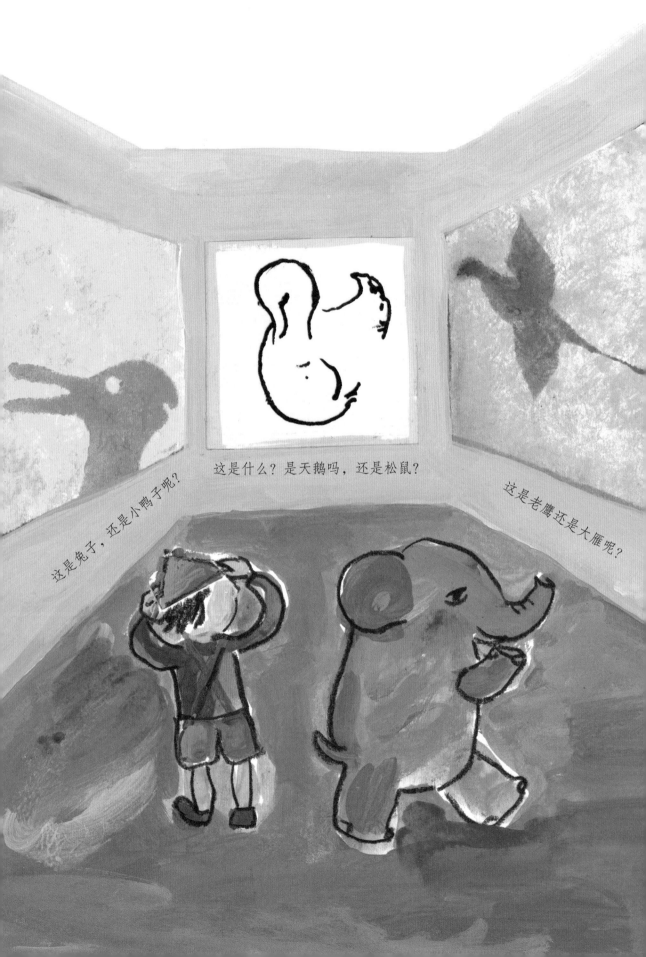

这是什么？是天鹅吗，还是松鼠？

这是兔子，还是小鸭子呢？

这是老鹰还是大雁呢？

下图中哪个图形是正方形？

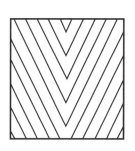
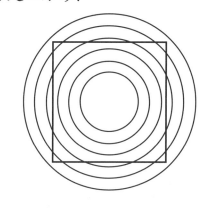
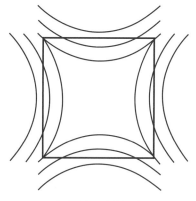

三幅图都是正方形。

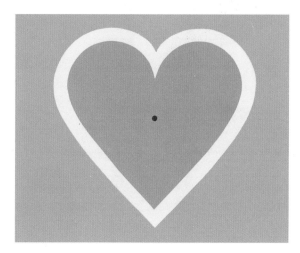

再来做个实验。左边的心形图案中央有一个黑点，请瞄准这个黑点 30 秒钟，然后把视线移到书页的空白部分，看看会发现什么？

你会感到看到了一个黑色的心形，四周还有一个红色的图案。

下面，我们来利用错视现象做个魔术，单凭眼睛将鸟放进鸟笼。

首先，请找一个较硬的纸板，并将纸板剪裁成圆形。

然后在圆形纸板的一面画一只小鸟，在另外一面画一个鸟笼。

圆板两侧各扎一个小孔，各穿入一根细绳。

穿好之后，转动两手，使圆板旋转，片刻后拉直细绳，停止转动。圆板会在惯性作用下慢慢旋转，直到停止。在慢慢旋转的过程中，会有什么奇妙的事情发生呢？

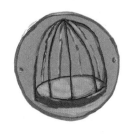
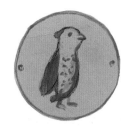
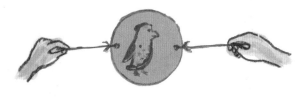

你会看到小鸟仿佛被转进了鸟笼里。

33

单眼、复眼、大枣眼、霸王眼

圆圆的眼睛、长长的眼睛、尖尖的眼睛、突出的眼睛，这些形形色色的眼睛都是谁的呢？

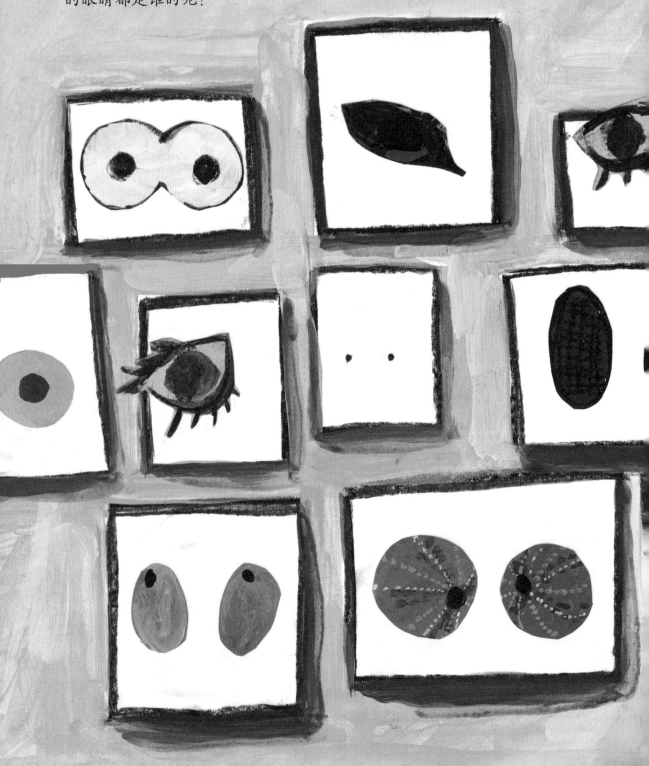

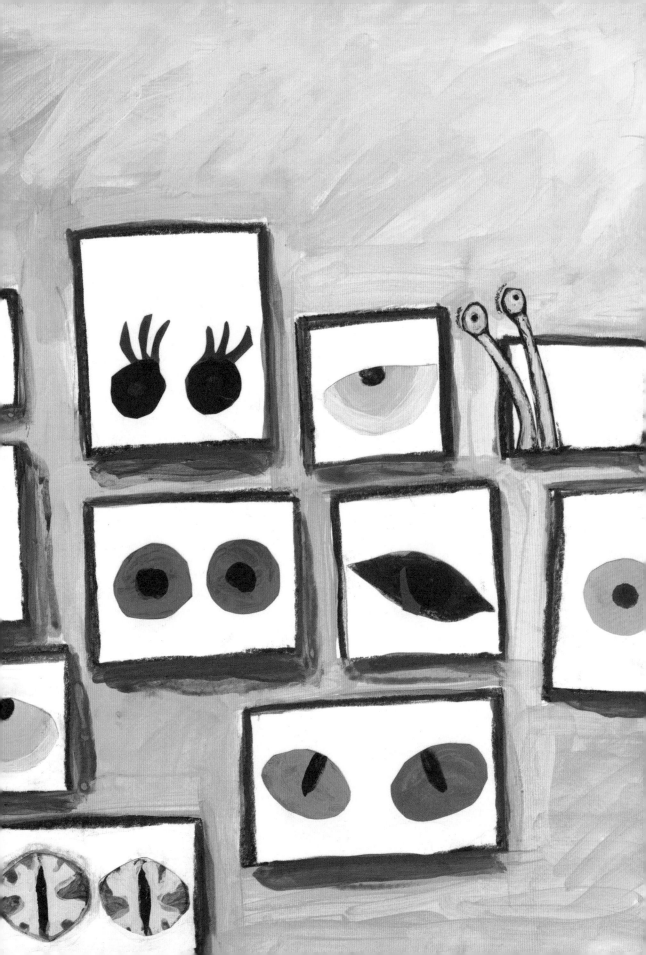

每种生物都有适合自己生存的独特眼睛。

大部分动物都拥有视觉胞器。

最为简单的视觉胞器为眼点。

眼点作为低等生物的视觉胞器，

通常只具有感光功能，

即能够判断光明或黑暗，

却不能将事物反映成像。

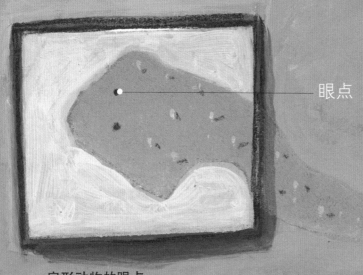

眼点

扁形动物的眼点
在扁形动物的头部，分布着
叫作眼点的视觉胞器。

昆虫类动物大多拥有两个大大的复眼。

复眼是由不定数量单眼聚集在一起构成的，包含无数的晶状体。

由各个晶状体捕捉到的像，组成所见事物的总体形象。

在两个复眼之间，通常还分布有两到三个小的单眼。

这三个单眼由一个晶状体构成，没有成像功能，

只负责协助复眼判别物体的距离和移动。

大部分的鸟类拥有三层眼皮。

在它们眨动眼睛的时候，会运用叫作瞬膜的眼皮。

而在睡觉的时候，则会分别闭合上眼皮和下眼皮，像关窗一样关上眼睛。

瞬膜

鹰的眼睛
瞬膜薄而透明，用以保护眼睛。

单眼

复眼

螳螂的复眼和单眼
大部分昆虫会同时拥有复眼和单眼。
复眼负责成像，单眼负责感光。

脊椎动物的眼睛大多与人类眼睛类似，但不同种类动物之间也存在差异。

比如，长期在黑暗中生活的动物眼睛功能会相对退化，习惯在黑夜中捕食的动物眼睛功能则相对发达。

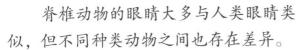

猫头鹰的大眼睛

猫头鹰视觉敏锐，在漆黑的夜晚，视觉能力比人高出一百倍以上。但是由于它不能转动眼睛，所以需要不停地转动脑袋。

鼹鼠的小眼睛

鼹鼠一般生活在昏暗的环境中，它的眼睛虽然也能分辨有无光线，但是功能低下，几乎是个睁眼瞎。

脊椎动物中，肉食动物的眼睛一般分布在头部上方，这有利于精确测算距离远近，从而成功捕获猎物。

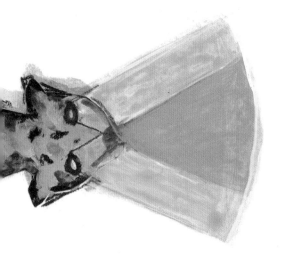

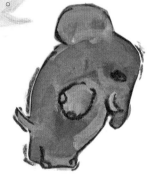

赶紧撤离，如果在它的视线范围内就完蛋了。

肉食动物的视线范围（其分布的就是眼睛）。

脊椎动物中，以草或树叶等为食的草食动物的眼睛，一般分布在头的两侧。这样的眼睛分布，虽然不利于测算距离，但是由于分布在两侧，视野更为宽广，利于发现危险，从而快速逃离。

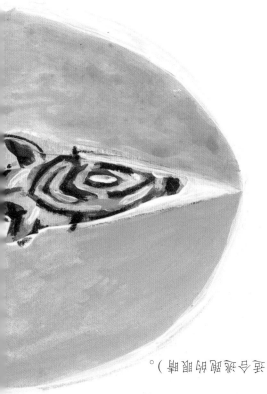

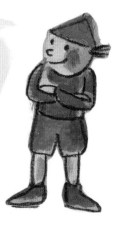

哈哈，原来这样的眼睛有利于逃跑啊。

斑马眼睛的视线范围（其分布的就是眼睛）。

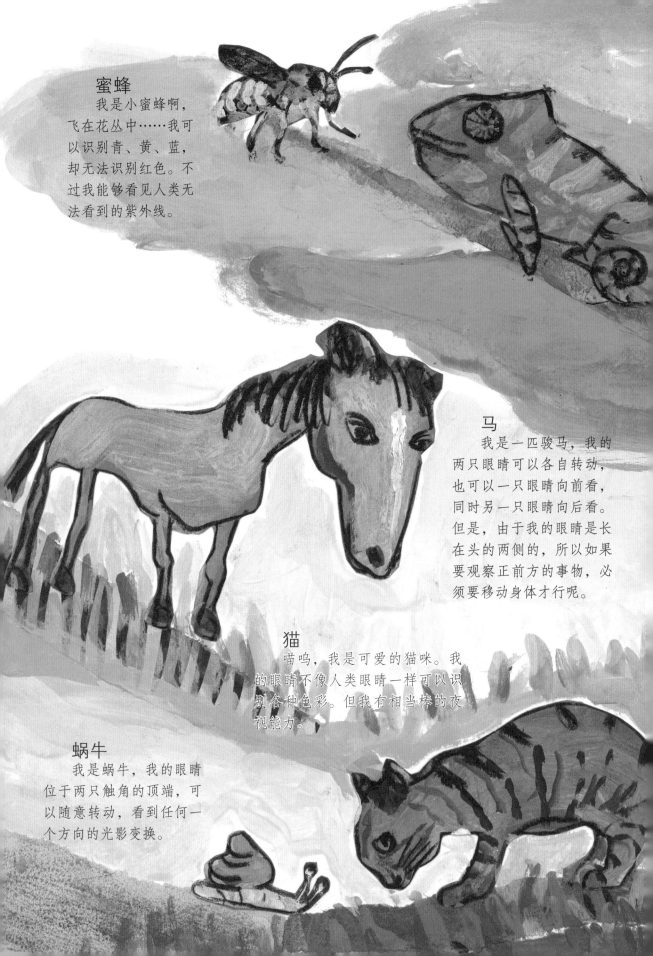

蜜蜂

我是小蜜蜂啊，飞在花丛中……我可以识别青、黄、蓝，却无法识别红色。不过我能够看见人类无法看到的紫外线。

马

我是一匹骏马，我的两只眼睛可以各自转动，也可以一只眼睛向前看，同时另一只眼睛向后看。但是，由于我的眼睛是长在头的两侧的，所以如果要观察正前方的事物，必须要移动身体才行呢。

猫

喵呜，我是可爱的猫咪。我的眼睛不像人类眼睛一样可以识别各种色彩。但我有相当棒的夜视能力。

蜗牛

我是蜗牛，我的眼睛位于两只触角的顶端，可以随意转动，看到任何一个方向的光影变换。

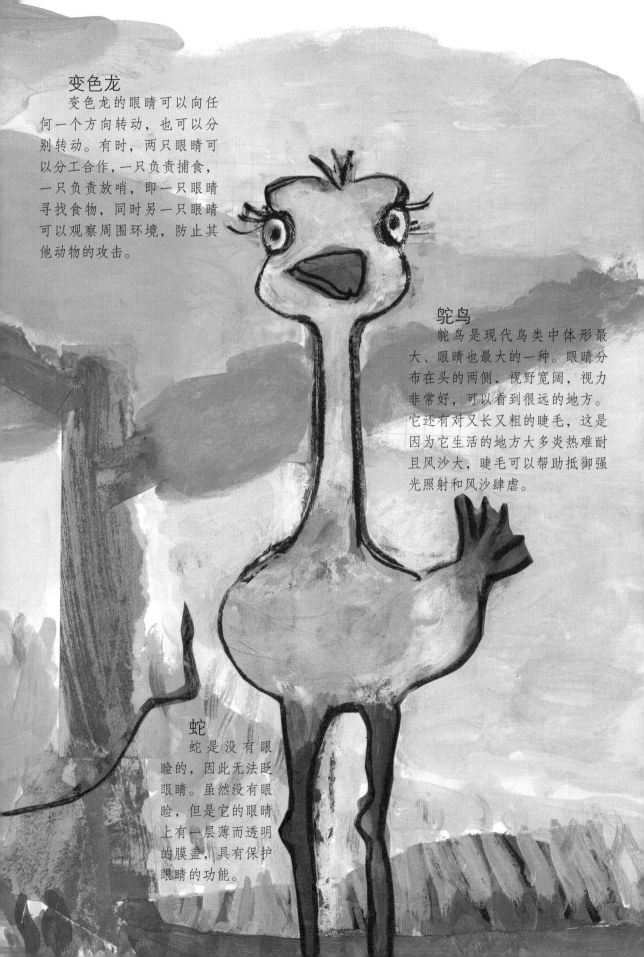

变色龙

变色龙的眼睛可以向任何一个方向转动，也可以分别转动。有时，两只眼睛可以分工合作，一只负责捕食，一只负责放哨，即一只眼睛寻找食物，同时另一只眼睛可以观察周围环境，防止其他动物的攻击。

鸵鸟

鸵鸟是现代鸟类中体形最大、眼睛也最大的一种。眼睛分布在头的两侧，视野宽阔，视力非常好，可以看到很远的地方。它还有对又长又粗的睫毛，这是因为它生活的地方大多炎热难耐且风沙大，睫毛可以帮助抵御强光照射和风沙肆虐。

蛇

蛇是没有眼睑的，因此无法眨眼睛。虽然没有眼睑，但是它的眼睛上有一层薄而透明的膜盖，具有保护眼睛的功能。

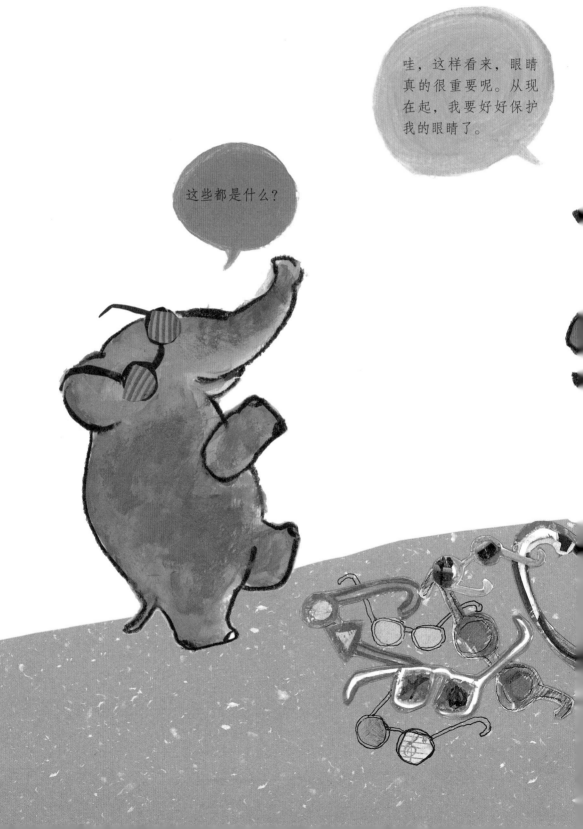

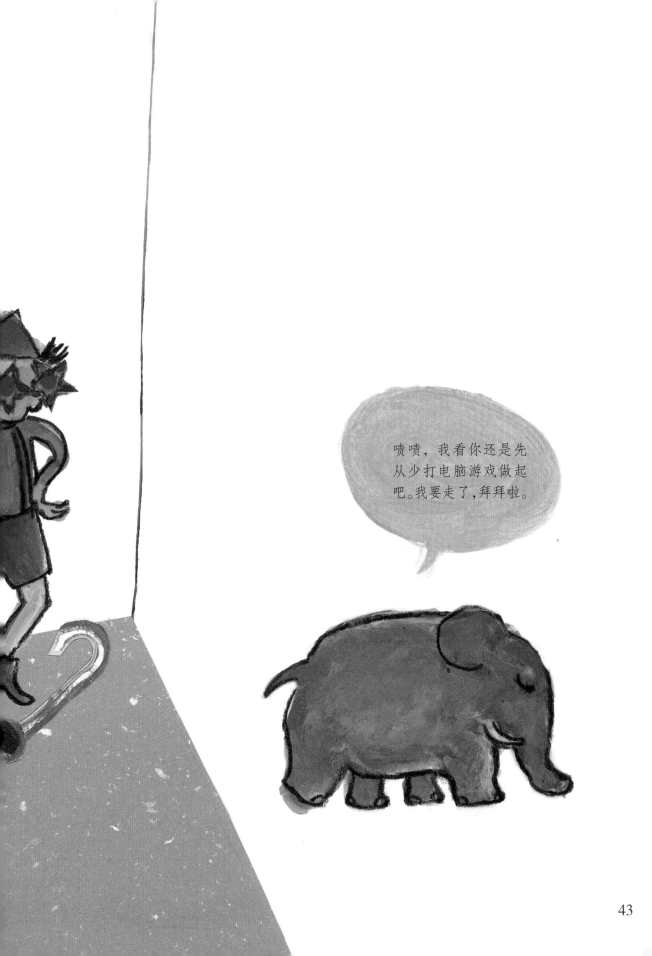

啧啧，我看你还是先从少打电脑游戏做起吧。我要走了，拜拜啦。

人类的眼睛是如何进行聚焦的?

和相机一样,如果人眼要看清一个事物,首先要进行聚焦。相机通过镜片进行聚焦,人眼则通过瞳孔后面的晶状体进行聚焦。

相机镜片可以通过前后移动来调节焦距,人眼中的晶状体则无法随便移动,所以为了看清事物,晶状体会通过变厚或变薄来调节焦距,进行对焦。如果要看较远的地方,晶状体就会变薄;如果是较近的事物,晶状体则会变厚。

什么是色盲?

人类中存在着色盲。除了人类,蜜蜂、蝴蝶、鱼、两栖类动物和爬行动物中,同样只有一部分能够辨别色彩。有些人只能识别一部分颜色,这种先天性色觉障碍,被称为色盲。最常见的色盲为红绿色盲。除此之外,还有一些人是蓝黄色盲,也有一些人无法识别任何颜色,即眼中没有彩色、只有黑白。色盲是先天遗传的,男性色盲患者多于女性。

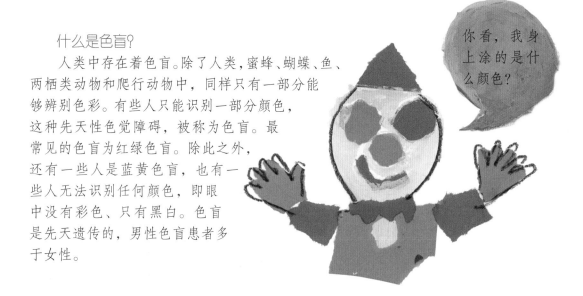

人为什么要眨眼睛?

人在一分钟内,大约眨眼10次。每次眨眼大约需要三分之一秒的时间。如果想保持眼睛健康,首先要保证包裹我们眼球的角膜始终处于湿润状态。同时,要保持角膜的洁净,不能沾染上尘垢等杂质。我们眼皮下的泪腺,负责分泌眼泪。当我们眨动眼睛的时候,泪腺会分泌出少量眼泪,这些眼泪会均匀湿润眼球表面,清洗掉附着在上面的尘垢,从而保持眼睛内部湿润、清洁的环境。

动物也会流泪吗?

海龟、鳄鱼等动物能够像人类一样流泪。但是,它们之所以会流泪,并不是由于情绪激动或过于悲伤,而是因为进入身体的盐分过多,只好通过流泪的方式排出体外。

为什么会有眉毛和睫毛呢?

眉毛可以防止从额头流淌下来的汗水进入眼睛,同时它还可以帮助我们表达快乐或烦恼等各种心情。睫毛则有防止尘土、沙子等杂质进入眼睛的功能。

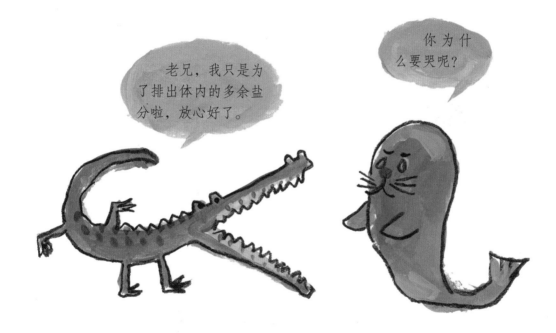

老兄,我只是为了排出体内的多余盐分啦,放心好了。

你为什么要哭呢?

动物都有眼睛吗?

吞鳗生活在黑暗的深海之中。在这样几乎没有光线照射的环境下,发达的视觉器官——眼睛几乎发挥不了任何作用。因此,对于在这种环境下生存的鱼类来说,眼睛的存在意义不大,能够闻到气味、听到声音的感觉器官——侧线则变得尤为重要。除吞鳗外,生活在土壤下的蚯蚓,眼睛功能也退化到几乎为零了。

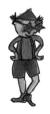

本书中出现的绘画作品

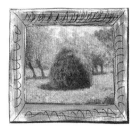 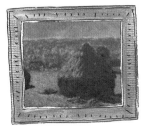 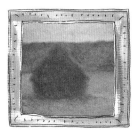

4~5页：克洛德·莫奈（1840-1926）的《干草堆》系列油画作品。

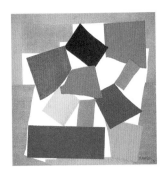 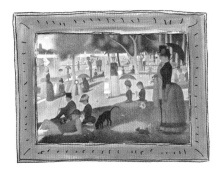

20页：亨利·马蒂斯（1869-1954）的《蜗牛》

26~27页：乔治·修拉（1859-1891)的《大碗岛上的星期日下午》

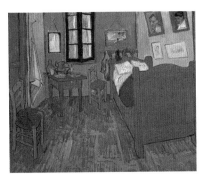 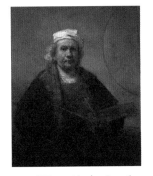

28页：文森特·凡·高（1853-1890）的《凡·高的卧室》

29页：伦勃朗（1606-1669）的《自画像》

崔玉涛：中国知名育儿专家，育学园创始人及首席健康官，育学园儿科诊所所长。从事儿科临床和健康科普工作30余年，曾任北京和睦家医院儿科主任、北京儿童医院NICU副主任。在《父母必读》杂志开办《崔玉涛大夫诊室》专栏17年，并累计出版多部育儿专著，热销300万册。国医师协会儿童健康委员会专家，每年应邀参加美国儿科学会，欧洲儿科胃肠、肝病、营养学会，亚洲儿科大会，美国过敏、免疫、哮喘学会，世界过敏学会，国际医学大会等。至今在国内百余个城市举办300余场讲座，同时向560多万粉丝传播健康育儿知识并在线答疑，是宝爸宝妈们心中的"育儿男神"。

崔玉涛大夫开讲啦！

孩子的眼部护理

眼睛是我们人体中最为重要的感觉器官，我们通过眼睛获得大部分的外界信息。据科学家研究显示，我们80%的记忆是通过眼睛记忆之后储存在脑中的。所以说眼睛在人体中的作用是首屈一指的。尤其对于孩子来说，眼睛的视力发育非常重要。

现在有一个现象，很多孩子迷上了玩手机、玩IPAD等电子设备。电子屏会影响孩子的视力发育吗？会对孩子的视力有所损伤吗？

孩子玩手机、IPAD，对视力肯定会有影响。为什么这样说呢？我们的视力，除了有看清楚的能力以外，还有分辨能力。也就是说一个能力是能不能看清楚，另一个能力是看清楚这一块东西的时候，他是不是所有的细节也能看清楚。IPAD对于成人来说，我们看着是没问题的，这是因为我们成人的分辨力跟它是相辅相成的。但如果孩子看的时候就有问题，因为孩子的分辨力比我们差，眼睛运动也比我们差。打个简单的比方，如果我们把电视用摄像机摄完了以后再看是什么样呢？画面是跳的。这是因为摄像机的分辨率跟我们的眼睛不一样。所以孩子看IPAD的时候，跟我们看的感觉不一样。我们让孩子长期看IPAD的话，孩子要使劲专注看，因为他看不太清楚，所以眼睛很容易疲劳。这对孩子的眼睛视力发育来说，是没有好处的。

美国儿科年会曾经以美国儿科学会新闻发布会的形式，向全国说，三岁之内的孩子不能看媒介类的作品，包括 IPAD、IPHONE、电视等。经常看媒介类作品，不仅对视力发育不好，同时也对孩子的社交能力不好。

还有的妈妈问为什么孩子老爱揉眼睛？

最常见的原因是孩子的眼睛在发育过程中出现下眼皮内部倒睫，因为睫毛老摩擦，孩子就会揉。随着鼻梁提高，孩子的下眼睑往外一翻，倒睫就没有了。还有一个原因是鼻泪管通畅不良。小孩的鼻泪管发育不完全，比较细，还没有完全通畅，所以眼泪不能很好地排出，眼泪干了之后眼屎就多，孩子会感觉难受，就喜欢用手揉。过敏性结膜炎和干眼病，也会引起孩子揉眼睛。过敏性结膜炎，一般发生在两三岁以后的孩子身上，因为眼睛经常会受到一些刺激，比如孩子有一些食物过敏，或接触性过敏、吸入物过敏等刺激眼睛导致的痒，孩子可能会揉眼睛。孩子玩电子产品，特别专注以后，可能会出现干眼病。眼睛疲劳以后，产生眼泪这部分功能也会有所下降，这样眼睛会很干，孩子就会用手揉眼睛。以上都是孩子爱揉眼睛的原因。我们需要注意的是，孩子的手不可能保证百分之百无菌，经常揉眼睛的话，就会把细菌带进去，就可能引发眼部感染，那么平时保证手部和眼部的卫生很重要。

如果孩子的眼睛感染了该怎么办呢？

首先，我们需要判断孩子的眼睛是不是真的感染了，并不是揉眼睛就等于眼睛感染了。眼睛感染的话，眼睛的分泌物一般都是黄绿色，如果不是感染的话，孩子眼睛的分泌物是白色，或者乳白色的。第二个感染的症状是结膜，也就是白眼球发红了。所以家长一定要注意，不要看到孩子揉眼睛、眼睛分泌物多，就急着用抗生素类的眼药水、眼药膏。小孩不宜常用眼药水或眼药膏，以免产生耐药性，造成慢性结膜炎。如果孩子真的眼睛感染了，我们建议白天用眼药水，一般三到四次，夜间睡觉时用眼药膏。如何给孩子滴眼药水呢？可以从外眼角往里滴，多滴几滴，总有一滴在眼睛里头。眼睛里只能存一滴眼药水的量，所以多滴几滴不用担心过量。

如果孩子的眼睛进入异物该如何处理？

当孩子的眼内进入异物时，在不清楚异物是固体还是液体的时候，最好的方法是取一个吸管，吸取少量的生理盐水，把孩子放在床上，让孩子侧卧，从孩子眼睛外部冲洗。不能用棉签等硬物擦拭孩子的眼睛，避免导致结膜损伤。